Roger Rios Escobar
Leydis Suárez Ramos
Miralis Cabreja Heredia

INTERVENÇÃO EDUCATIVA E ALGORITMOS PARA O CARCINOMA CUTÂNEO

Roger Rios Escobar
Leydis Suárez Ramos
Miralis Cabreja Heredia

INTERVENÇÃO EDUCATIVA E ALGORITMOS PARA O CARCINOMA CUTÂNEO

O CARCINOMA CUTÂNEO PODE SER PREVISÍVEL

ScienciaScripts

Imprint
Any brand names and product names mentioned in this book are subject to trademark, brand or patent protection and are trademarks or registered trademarks of their respective holders. The use of brand names, product names, common names, trade names, product descriptions etc. even without a particular marking in this work is in no way to be construed to mean that such names may be regarded as unrestricted in respect of trademark and brand protection legislation and could thus be used by anyone.

Cover image: www.ingimage.com

This book is a translation from the original published under ISBN 978-613-9-43947-8.

Publisher:
Sciencia Scripts
is a trademark of
Dodo Books Indian Ocean Ltd. and OmniScriptum S.R.L publishing group

120 High Road, East Finchley, London, N2 9ED, United Kingdom
Str. Armeneasca 28/1, office 1, Chisinau MD-2012, Republic of Moldova, Europe
Printed at: see last page
ISBN: 978-620-8-25999-0

INTERVENÇÃO EDUCATIVA E ALGORITMOS PARA O CARCINOMA CUTÂNEO

O CARCINOMA CUTÂNEO PODE SER EVITÁVEL

ÍNDICE

INTRODUÇÃO 4

CAPÍTULO 1 10

CAPÍTULO 2 12

CAPÍTULO 3 35

CONCLUSÕES 41

REFERÊNCIAS BIBLIOGRÁFICAS 42

ANEXOS 49

PRÓLOGO

As intervenções médicas e de enfermagem constituem um quadro de referência para alcançar o conhecimento do carcinoma basocelular que afecta uma determinada população, a fim de atenuar os riscos de sofrer do mesmo ou de alcançar uma melhoria pessoal. Isto leva à implementação de uma intervenção educativa e de um algoritmo para o tratamento integral dos doentes com carcinoma basocelular, que inclui: sequência de acções, papéis do pessoal médico e paramédico, métodos preventivos e terapêuticos, meios de diagnóstico e modo de acompanhamento clínico. Foi estabelecido um consenso sobre a base teórica e prática da intervenção educativa e sobre a utilização do algoritmo, utilizando a variante Delphi do método de peritos, e foi dada formação ao pessoal de saúde envolvido na sua implementação. Foi efectuada uma análise crítica dos métodos estabelecidos na cidade de nuevitas e foi revista a literatura nacional e internacional especializada em Camagüey para a prevenção, diagnóstico e tratamento da doença. Os resultados obtidos com a implementação da estratégia educativa e do algoritmo demonstraram a sua eficácia no cuidado integral dos pacientes com carcinoma basocelular, uma vez q u e se garantiu a prevenção, o diagnóstico precoce, o exame físico adequado, o tratamento correto, a notificação, o seguimento clínico periódico e o encaminhamento dos pacientes complicados, com o aparecimento de poucas complicações.

INTRODUÇÃO

A pele é uma camada que cobre o corpo humano, protegendo-o do calor, da luz, de feridas e de infecções. O corpo humano é constituído por células muito pequenas que crescem e morrem de forma controlada. Por vezes, estas células continuam a multiplicar-se, crescendo fora de controlo, dando origem a um tecido anormal chamado tumor. Por cada dois cancros que são diagnosticados, cerca de um é cancro da pele. A maioria dos cancros da pele ocorre após os 50 anos de idade, mas os efeitos nocivos do sol começam na infância, pelo que a pele deve ser protegida desde cedo para evitar danos futuros. Os mais comuns são os cancros de pele não melanomatosos, que se apresentam em duas variedades: carcinoma basocelular (80%) e carcinoma espinocelular (20%). [(1)]

O carcinoma basocelular (CBC) é considerado um tumor maligno localmente invasivo, agressivo e destrutivo, mas raramente metastatiza (<0,1%). Estão associados à radiação ultravioleta e menos frequentemente a outras causas. Estão envolvidas mutações de diferentes genes, nomeadamente do gene supressor de tumores Patched no cromossoma 9q 22. O aspeto clinicopatológico e o comportamento biológico do carcinoma basocelular dependem da interação entre o epitélio e o estroma circundante. [(1,2)]

Atualmente, os CBC não são considerados uma ameaça à vida dos doentes, mas representam um impacto económico importante nos serviços de saúde e nos dias de trabalho perdidos. Existe também um impacto psicológico na autoestima do doente, uma vez que podem aparecer em locais visíveis do rosto. [(1, 2,3)]

Apesar de ser um tumor maligno, raramente metastiza. É por isso que também é chamado "epitelioma basocelular ou basalioma", referindo-se à sua natureza mais benigna, em relação a outros cancros da pele em que as metástases são frequentes, como é o caso do carcinoma espinocelular. [(1,2, 3,4)]

Cerca de um em cada dois cancros diagnosticados é o cancro da pele. Alguns países, como os Estados Unidos e a Colômbia, registam-no no primeiro lugar da incidência de cancro, com baixa mortalidade, mas com uma morbilidade significativa. Na Europa, surgem todos os anos 250 000 novos casos de epiteliomas, sendo os países mais afectados a Austrália e a Nova Zelândia, atualmente considerados um problema grave devido à sua elevada frequência. [(4,5)]

Nos últimos 50 anos, os países da América Latina e das Caraíbas sofreram alterações demográficas e epidemiológicas que levaram a um aumento absoluto do número de pessoas que sofrem desta doença. Cuba é atualmente um dos países da América Latina e do Terceiro Mundo com maior incidência de cancro de pele não melanoma, com uma taxa de 55,46 por 100.000 habitantes. O cancro da pele é, sem dúvida, um dos tipos de cancro mais comuns. De facto, representa cerca de 50% de todos os tumores diagnosticados anualmente no mundo. No Peru, de acordo com o GLOBOCAN 2020, são diagnosticados cerca de 1300 novos casos de cancro de pele melanoma por ano. Por conseguinte, é importante que todos nos envolvamos numa cultura de prevenção que reduza a incidência desta doença e ajude a sensibilizar para a deteção precoce e o tratamento atempado. [6]

Em Cuba, o Ministério da Saúde Pública, no seu livro Prevenção, diagnóstico e tratamento do cancro da pele, destaca que é o tipo de neoplasia cutânea mais frequente. Em 2017, foram diagnosticados 3956 novos casos no sexo masculino, com uma taxa bruta de 70,6 e uma taxa ajustada à população mundial de 40,3 por 100 000 habitantes; bem como 3853 casos no sexo feminino, com uma taxa bruta de 68,3 e uma taxa ajustada à população mundial de 38 por 100 000 mulheres.

Em 2017, foram notificados 4817 novos casos de carcinoma espinocelular (37,4% de todos os cancros da pele), mais 15% do que em 2015. A incidência no sexo masculino foi de 2726 casos, uma taxa bruta de 48,7 por 100 000 e uma taxa global ajustada à população de 27 por 100 000 homens. No caso das mulheres, a incidência foi menor, com 2091 novos casos, uma taxa bruta de 37 por 100 000 e uma taxa ajustada à população de 18,6 por 100 000 mulheres. [7,8.9]

As estatísticas indicam que o cancro da pele é o cancro mais frequente[8] e que a sua incidência está a aumentar em proporções epidémicas em todo o mundo. Na Colômbia, as taxas nacionais aumentaram de 23 casos por 100.000 habitantes em 2008 para 41 casos por 100.000 habitantes em 2012. Cuba não é exceção, com mais de 8.000 casos notificados entre 2011,[9] e 2014, número que, de acordo com o Anuário Estatístico da Saúde de 2017,[10] subiu para 10.995. Em Villa Clara, dos 3 127 tumores com prognóstico complexo notificados em 2017, 1 505 casos eram neoplasias cutâneas, (11) que também foram consideradas o tipo de cancro mais comum a este nível.Este tipo de neoplasia constitui um problema de saúde, não só pela sua elevada incidência, mas também pelas implicações estéticas, morfológicas e funcionais negativas da terapêutica cirúrgica para os doentes, bem como pelo elevado custo do tratamento devido à necessidade de reintervenções devido à frequente recorrência destes tumores. .[9]

As campanhas de educação para a saúde conduzem ao diagnóstico e tratamento precoces, com diminuição da mortalidade, o que pode abrandar o aumento da frequência desta neoplasia, uma vez que depende em grande medida de factores modificáveis. O cancro da pele não tem sido uma prioridade de saúde pública, em parte devido às baixas taxas de mortalidade de cerca de 1 por 100 000 pessoas por ano. No entanto, tem sido descrito como esta patologia gera um elevado encargo para a saúde pública, devido ao seu efeito na morbilidade e nos custos para o sistema de saúde. (10,11) O principal pilar que deve reger a qualidade dos cuidados médicos prestados aos doentes que sofrem de cancro de pele não melanoma é a capacidade de fazer um diagnóstico precoce, que permita um tratamento atempado, correto e eficaz, que elimine o processo neoplásico maligno da pele e assegure um seguimento adequado do doente, associado à pesquisa pertinente de outras lesões cutâneas pré-malignas e malignas, que muitas vezes passam despercebidas ao doente e que, a médio ou longo prazo, levarão ao aparecimento de novos processos tumorais cutâneos e na pele, e que levarão também ao aparecimento de novos tumores cutâneos. que devem ser tomadas medidas rápidas para evitar complicações futuras. (1,7,9, 10,12)

Com este problema identificado no diagnóstico de um grande número de pacientes com esta doença em Nuevitas que se deslocam para a cidade de Camagüey para receber tratamento ou para outras cidades do país, estamos motivados para realizar uma intervenção educativa em relação ao conhecimento da doença e um algoritmo para o diagnóstico e tratamento do carcinoma basocelular e a formação do pessoal de saúde e dos pacientes entre os 20 e os 58 anos de idade no desenvolvimento de práticas que contribuam para reduzir este problema e para melhorar a qualidade de vida da nossa população.

Problema de investigação Como alcançar um conhecimento do carcinoma basocelular na população que gere um comportamento adequado e fiabilidade na utilização apropriada de tratamentos especializados?

Hipótese de investigação: uma intervenção educativa para contrariar os efeitos do carcinoma basocelular na população, as suas medidas preventivas e um algoritmo, permitirão uma assistência integral a estes doentes.

Objetivo geral

Aplicar uma intervenção educativa e um algoritmo para o tratamento integral de doentes com carcinoma basocelular.

Objectivos específicos

1- Caracterizar o carcinoma basocelular empacientes pertencentes à policlínica Francisco Peña Peña de Nuevitas Camagüey.

2- Implementar intervenções e algoritmos educativos em relação ao carcinoma basocelular.

3. Avaliar a eficácia da intervenção educativa e dos algoritmos em relação ao carcinoma basocelular.

A investigação foi efectuada com recurso aos seguintes métodos:

Métodos de investigação

Foi efectuado um estudo quasi-experimental com a população Nível teórico

-Histórico-lógico, para conhecer a evolução e o desenvolvimento do conhecimento científico sobre o carcinoma basocelular, bem como os princípios que regem a sua essência.

-Hipotético-dedutivo, para construir a hipótese e inferir as conclusões.

-Analítico-sintético, a fim de proceder a uma análise crítica das fontes documentais utilizadas, conhecer as particularidades do objeto de estudo e estabelecer, de forma sintética, a inter-relação adequada dos elementos que o compõem.

-Comparativo, para estabelecer as analogias e diferenças do objeto de estudo.

antes e depois da implementação da intervenção educativa e dos algoritmos.

-Sistémica, para considerar os elementos e as ligações presentes no objeto de estudo, de uma forma que aborde o todo e as partes, com ênfase nas sinergias.

A partir do nível empírico:

-Observação, para recolher informações primárias sobre os pacientes e o processo de cuidados médicos.

-Medição, a fim de obter valores sobre as qualidades do objeto de estudo, e

tratar os dados obtidos através de métodos estatísticos.

Quasi-experimento (antes-depois) sem grupo de controlo, para avaliar a eficácia da intervenção educativa e dos algoritmos.

Benefícios esperados Contribuição científica

• Intervenção educativa para pacientes com carcinoma basocelular e aplicação do algoritmo em pacientes pertencentes ao Policlínico Francisco Peña Peña de Nuevitas Camagüey.

Uma inter-relação adequada entre as acções médicas dos níveis de cuidados de saúde primários e secundários na abordagem do atual problema de saúde do carcinoma basocelular.

-Contribuição para aumentar os conhecimentos do pessoal de saúde e da população em geral envolvida nos cuidados médicos dos doentes em relação ao carcinoma basocelular, o que melhorará o seu nível de competência profissional.

-Aplicar uma intervenção educativa à população estudada em relação ao carcinoma basocelular, conseguindo uma melhoria do seu nível cognitivo.

Contribuição social

-Definição do impacto social negativo causado pelo carcinoma basocelular e suas complicações na população estudada.

O enriquecimento da aplicação da intervenção educativa e dos algoritmos em relação ao carcinoma basocelular permitirá a sua gestão e controlo, bem como a educação para a saúde sobre o cancro de pele não melanocítico junto dos doentes, das famílias e da população em geral.

Novidade científica

A caraterização dos doentes com carcinoma basocelular foi realizada a partir da análise crítica dos conceitos actuais sobre a doença, referidos na literatura médica especializada, e proporciona novos elementos que melhoram os métodos estabelecidos em Cuba para o tratamento, prevenção, diagnóstico, tratamento e seguimento do carcinoma basocelular neste tipo de cancro e os seus efeitos na melhoria da saúde do indivíduo. A intervenção pedagógica e a criação de algoritmos permitirão um tratamento mais completo dos pacientes afectados pelo CBC, que foi aprovado, no seu núcleo, por um grupo de investigadores especialistas na matéria.

CAPÍTULO 1

CARACTERIZAÇÃO DO CARCINOMA BASOCELULAR OU DO CANCRO DA PELE NA ÁREA DA SAÚDE

Este capítulo apresenta a caraterização de um grupo de pacientes com um diagnóstico de CBC, pertencentes à policlínica Francisco Peña Peña em Nuevitas, Camagüey, que receberam cuidados médicos.

Objetivo do capítulo Caracterizar os pacientes diagnosticados com carcinoma basocelular na policlínica Francisco Peña Peña em Nuevitas, Camagüey.

Conceção metodológica

Foi realizada uma revisão bibliográfica de 59 artigos sobre carcinoma basocelular para a sua avaliação e utilização na policlínica Francisco Peña Peña em Nuevitas, Camagüey, durante o período de janeiro de 2023 a junho de 2024. A amostra foi constituída por 100 pessoas que cumpriram os critérios de seleção estabelecidos para a investigação. Critérios de inclusão: Pacientes com diagnóstico clínico ou histopatológico de carcinoma basocelular, que pertenciam, devido à sua residência, às áreas do estudo e critérios de exclusão: Pacientes que não puderam ser entrevistados pelo autor da pesquisa, pacientes cuja história clínica não pôde ser localizada.

Critérios de seleção da amostra

•Critérios de inclusão:

Pacientes com diagnóstico clínico ou histopatológico de carcinoma basocelular, que pertenciam, devido à sua residência, às áreas incluídas na policlínica Francisco Peña Peña em Nuevitas, Camagüey.

Critérios de exclusão:

-Pacientes que não puderam ser entrevistados.

--Pacientes cujos registos médicos não puderam ser localizados

-Pacientes que não desejam participar

A população que participou no estudo era constituída por 159 doentes, 88 do sexo feminino e 71 do sexo masculino, com idades compreendidas entre os 40 e os 80 anos, com uma elevada percentagem de diabéticos, doenças cardiovasculares, sendo a mais comum a hipertensão arterial, problemas sociais, tabagismo e café,

Estes pacientes pertencem ao município de Nuevitas, pelo que se optou por uma amostra de 50 pacientes com CBC do município principal e 50 da população que quisesse participar sem sofrer da doença, tornando a amostra significativa.

Técnicas e procedimentos de recolha de dados Para identificar os doentes com o diagnóstico de carcinoma basocelular, procedeu-se a uma revisão documental que incluiu: o registo de controlo oncológico, o registo de controlo histopatológico das neoplasias malignas e as fichas de atendimento dos doentes nas diferentes especialidades onde se encontram os diferentes doentes. Estes documentos, juntamente com os registos médicos dos doentes, foram utilizados como fontes secundárias de informação. Após uma análise crítica da literatura nacional e internacional especializada na matéria e após consulta dos membros do Serviço de Dermatologia do município,

CAPÍTULO 2

O CARCINOMA BASOCELULAR COMO UM PROBLEMA DE SAÚDE ACTUAL

2.1. HISTÓRIA E SITUAÇÃO ACTUAL DO CARCINOMA BASOCELULAR.

Desde a antiguidade, os investigadores da história mundial têm-se referido ao cancro da pele não melanoma de formas diferentes e controversas, e a doença tem sido conceptualizada, descrita e tratada de múltiplas formas. Os primeiros relatos de CBC remontam a estudos efectuados em antigas múmias egípcias. Durante o século XIV, ficou conhecido como "noli me tangere", que significa "não quero que me toques". (13)

Atualmente, o carcinoma basocelular é definido como uma neoplasia maligna de baixo grau, com origem nas células do folículo piloso e nas áreas interfoliculares da epiderme, invasiva e raramente metastática; no entanto, foram descritos casos de metástases graves que resultaram em morte. Verificou-se que os doentes com carcinoma basocelular são mais propensos a tumores viscerais. (14, 15)

O carcinoma de células escamosas é conceptualizado como um processo oncoproliferativo de células epidérmicas, que retêm algumas caraterísticas da epiderme suprabasal normal e que tem vários graus de malignidade. As suas caraterísticas mais importantes são a anaplasia, o crescimento rápido, a destruição local dos tecidos e a sua capacidade de metastização. São numerosos os factores envolvidos no aparecimento da doença, pelo que a sua etiologia é diversa. Não parece haver um único fenómeno responsável, mas sim a associação de vários que, ao longo dos anos, conduzem à formação do cancro da pele não melanoma. (16)
Atualmente, sabe-se que a radiação ultravioleta é a causa mais importante, principalmente em indivíduos com uma predisposição genética e caraterísticas fenotípicas que os tornam vulneráveis. (17) A radiação ultravioleta A (320-400 nm) é 20 vezes mais abundante do que a radiação ultravioleta B (290-320 nm) e potencia o efeito deletério desta última, que tem uma ação cancerígena 1 600 vezes superior. As medições da camada de ozono revelaram uma diminuição da sua espessura nos estratos superiores da atmosfera, fazendo com que a radiação ultravioleta que atinge a superfície terrestre tenha aumentado consideravelmente em muitas partes do planeta nos últimos anos. (18)

No início do século XX, determinou que a exposição prolongada aos raios X conduzia ao desenvolvimento do CEC; mais tarde, foi associado a pessoas a quem foram administrados raios Grenz como método terapêutico para a psoríase, o acne e o hirsutismo. O carcinoma de células escamosas do lábio e da boca está relacionado com o uso de tabaco fumado ou mascado, álcool e bétel. As infecções por HPV dos serotipos .foram associadas ao carcinoma espinocelular invasivo do pénis, enquanto a infeção por HPV com os serotipos 6 e 11 foi documentada no carcinoma verrucoso. O modelo por excelência da oncogénese viral na pele é a epidermodisplasia verruciforme, na qual foram isolados os serótipos 5 e 8 do HPV. (14,15,17,19) A queratose actínica foi identificada em todo o mundo como a pré-cancerose cutânea com maior incidência e elevada tendência para a degeneração maligna; é considerada a expressão mais frequente e mais precoce de um tumor de queratinócitos, embora alguns cientistas discutam se constitui biologicamente um carcinoma intra-epitelial in situ (uma teoria promulgada e promovida pelo grupo de Ackerman), uma vez que algumas investigações são inconclusivas quanto ao facto de todos evoluírem para um carcinoma espinocelular invasivo. (11,18,21) A doença de Bowen é um carcinoma de células escamosas localizado na pele e na mucosa; a sua etiologia inclui exposição solar e arsenical significativa, radiações ionizantes, imunossupressão e infeção por HPV, especialmente o serotipo 16. Quando afecta a mucosa, principalmente a do pénis em homens não circuncidados, denomina-se eritroplasia de Queyrat e apresenta uma degeneração maligna para carcinoma espinocelular invasivo mais frequente do que a doença de Bowen. (22)

O carcinoma basocelular (Anexo 5) subdivide-se em formas clínicas: nodular (mais comum), nódulo ulcerativo (ulcus rodens), pigmentado, superficial (pagetóide), morfeiforme (esclerodermiforme ou fibrosante) e fibroepitelioma de Pinkus. Também foram descritas síndromes associadas, como a síndrome do CBC nevóide (Gorlin), a síndrome do nevo basocelular unilateral e a síndrome de Bazex. (23)

A imunossupressão é outro fator que influencia a ocorrência de CBC em áreas anatómicas desprotegidas contra a radiação ultravioleta, como é o caso do carcinoma espinocelular que surge de cicatrizes traumáticas; algum tempo depois, o CBC relacionado com cicatrizes de queimaduras foi designado por "úlcera de Marjolin". Além disso, este processo oncoproliferativo cutâneo foi descrito no decurso de doenças que conduzem a um estado inflamatório crónico da pele, como o líquen plano e o líquen escleroatrófico, a tuberculose cutânea, as infecções

fúngicas, o lúpus eritematoso e a necrobiose lipoídica. [20]
Histologicamente, os carcinomas basocelulares podem ser diferenciados ou indiferenciados, sendo que os primeiros se diferenciam em estruturas pilosas. As estruturas pilosas (queratóticas), as glândulas sebáceas (diferenciação sebácea) e as glândulas tubulares (adenóides), enquanto as indiferenciadas (sólidas) podem ser circunscritas ou infiltrativas; o limite não é líquido, porque muitos CBC indiferenciados têm áreas diferenciadas e vice-versa. [22,23,24,25] O carcinoma espinocelular apresenta caraterísticas clínicas e histopatológicas que vão desde formas pouco malignas até formas extremamente destrutivas, razão pela qual foi classificado como CBC in situ e CBC invasivo ou infiltrante (diferenciado e indiferenciado); este último desenvolve-se habitualmente em 90% dos casos a partir de um carcinoma espinocelular in situ localizado em zonas expostas à luz solar. [24,26] No que respeita à histopatologia, o carcinoma epidermoide de células escamosas caracteriza-se por massas irregulares de células epidérmicas que proliferam para a derme e são compostas por células escamosas normais yatípicas (anaplásicas); nas lesões A proporção de células atípicas é mais elevada nas lesões pouco diferenciadas. A diferenciação é orientada para a queratinização que resulta na formação de pérolas córneas. Foi descrita uma variedade histológica com grande poder de agressividade e de metastização, denominada CBC produtor de mucina. [26,27]

As medidas preventivas para evitar o desenvolvimento do cancro da pele não melanoma são uma arma inigualável na luta contra a doença. Considerando que o aumento acentuado da sua incidência está relacionado c o m a exposição crónica ao sol, a melhor medida preventiva é evitar o sol, especialmente quando a intensidade da radiação ultravioleta que atinge a terra é mais elevada (11 - 15 horas). Deve insistir-se na utilização de vestuário de proteção, como camisas e calças de manga comprida, chapéus de abas largas, bonés, guarda-sóis, óculos de sol escuros e protectores solares com um fator de proteção solar superior a 10 %. Os métodos de rastreio em massa, a promoção da saúde e o tratamento atempado das lesões cutâneas pré-malignas são medidas indispensáveis para a prevenção. [24, 28,29]

O tratamento específico tem como objetivo principal a remoção completa do tumor com resultados cosméticos aceitáveis; estão disponíveis modalidades terapêuticas cirúrgicas e não cirúrgicas. As modalidades cirúrgicas permitem o controlo histológico das margens do cancro da pele não melanoma e incluem métodos excisionais como a cirurgia convencional e a cirurgia micrográfica de Mohs. [25,26,27] Também podem ser utilizados procedimentos destrutivos que, embora não permitam o controlo histológico das margens do tumor, oferecem a possibilidade de um tratamento menos invasivo e eficaz de lesões de baixo risco; estes incluem a electrofulguração e a curetagem, a criocirurgia e o laser de dióxido de carbono. [25]

Os procedimentos não cirúrgicos incluem a radiação ionizante, que está particularmente indicada para os doentes com tumores localizados em zonas anatómicas de difícil acesso à cirurgia ou em que a cirurgia deixa inevitavelmente cicatrizes ou retracções consideráveis; a terapia fotodinâmica com ácido aminolevulínico, em que as células tumorais a destruir são fotossensibilizadas por uma fonte de luz; [26,27,28]

Quimioterapia tópica ou intralesional com 5-fluorouracil; retinóides como a isotretinoína e o etretinato; interferão intralesional; e mais recentemente o imiquimod, um fármaco imunomodulador que possui atividade antiviral e antitumoral ao induzir a produção de citocinas, interleucinas, fator de necrose tumoral e interferão. [26,29,30,31,32]A escolha do procedimento terapêutico dependerá do tipo de cancro de pele não melanoma, das caraterísticas do doente e dos recursos disponíveis, enquanto os resultados cosméticos dependerão da perícia do especialista responsável pelo tratamento. O risco de desenvolver outro cancro de pele não melanoma nos cinco anos seguintes ao tratamento é de 35-40%, pelo que se considera essencial que os doentes, uma vez tratados, sejam objeto de um acompanhamento clínico regular. (33, 34, 35, 36,37)

O CBC, também designado epitelioma basocelular, é um tumor de crescimento lento derivado das células não queratinizadas da camada basal da epiderme e desenvolve-se normalmente em áreas fotoexpostas de indivíduos com um fototipo claro entre a terceira e a sexta década de vida. A maioria é assintomática, mas pode ocorrer invasão das camadas profundas, recidivas, metástases regionais e à distância. Se não for tratado, o tumor progride e invade o tecido subcutâneo, o músculo e até o osso. Trata-se normalmente de um tumor de crescimento lento que produz invasão local e não metástases. [38]

A causa é multifatorial, com factores intrínsecos como a idade, o fototipo da pele e elementos ambientais, sendo o fator de risco ambiental mais conhecido a radiação ultravioleta, principalmente a exposição aguda e intermitente.

[39] Foram descritas várias modalidades de tratamento do CBC, que se dividem em duas categorias: cirúrgica e não cirúrgica. A radioterapia, a curetagem e a crioterapia), a destruição térmica (terapia fotodinâmica), a terapia tópica (5-fluorouracil), a terapia imunomoduladora (imiquimod tópico). Está também indicado um inibidor seletivo da via de sinalização Hedgehob (vismodegib). [40] Na terapêutica imunomoduladora, os interferões também têm demonstrado a sua eficácia. Nenhum destes tratamentos é totalmente eficaz e todos são susceptíveis de falhar em alguns casos. Por estas razões, é desejável dispor de um tratamento medicamentoso alternativo que possa ser mais adequado para alguns doentes.

Para diagnosticar o cancro da pele, é provável que o médico faça o seguinte

- Examinar a pele. O médico pode examinar a pele para ver se as alterações cutâneas são susceptíveis de ser cancro da pele. Poderão ser necessários outros exames para confirmar o diagnóstico.
- Retirar uma amostra de pele suspeita para análise (biopsia cutânea). O seu médico pode remover pele com aspeto suspeito para efetuar análises laboratoriais. Uma biópsia pode determinar se tem cancro da pele e, em caso afirmativo, de que tipo é.

Cuba registou um novo medicamento denominado "Heberferon" para o tratamento do cancro da pele, obtido a partir de formulações biotecnológicas. Trata-se de uma novidade científica obtida pelo Centro de Engenharia Genética e Biotecnologia (CIGB) de Havana após mais de 20 anos de investigação e ensaios clínicos.

Este medicamento injetável elimina ou reduz os tumores cutâneos não melanoma e pode prevenir as sequelas de uma cirurgia em zonas como o rosto onde é difícil operar, doença cujo principal fator desencadeante é a exposição excessiva ao sol, nomeadamente à radiação ultravioleta.

As unidades de produção do CIGB já fabricaram mais de 10.000 bolbos do novo fármaco, ainda em desenvolvimento, para avaliar a sua eficácia noutros tipos de cancro e o passo seguinte é a sua inclusão no tratamento de outros cancros. no grupo básico de medicamentos da ilha, segundo a mesma fonte. (40,41) Uma vez diagnosticado no seu primeiro estádio, pode ser utilizado **o HeberFERON®** , que é uma formulação farmacêutica que contém uma mistura de interferão alfa b2b e interferão em proporções sinérgicas de atividade anti-tumoral, é um medicamento seguro e eficaz para o tratamento do CBC. Este tratamento é indicado para o tratamento do carcinoma basocelular e, como adjuvante de outros tratamentos, cirúrgicos ou não, diz-se que pode oferecer uma alternativa nos doentes que não podem ser tratados.

A excisão cirúrgica é considerada a melhor opção para o tratamento do CBC, mas em doentes de alto risco ou com critérios de mutilação, o HeberFERON® , uma combinação que contém IFN a2b e IFN e, em rácios antiproliferativos sinérgicos que inibem o crescimento das células tumorais, isoladamente ou em combinação com outros tratamentos como a rádio ou a quimioterapia, pode ser considerada a melhor opção terapêutica. (42,43)

Os INF são uma família de polipéptidos com funções pleiotrópicas que são produzidos por várias células em resposta a diferentes estímulos e têm propriedades antivirais potentes. Os INF têm atividade anti-proliferativa e anti-cancerígena, inibem diretamente a proliferação de células tumorais e têm um efeito inibidor mais acentuado nas células tumorais do que nas células normais, sendo também conhecidos por induzir a apoptose em algumas células, inibindo assim não só diretamente as células tumorais e destruindo-as, mas também indiretamente, estimulando o sistema imunitário. (42,43)

No IGBC, onde são produzidos os dois INF e com mais de uma década de experiência na sua utilização clínica e mecanismos de ação, a Bello,(42) conseguiu combinar racionalmente as duas moléculas e obteve um efeito anti-tumoral mais potente. Estes interferões podem ser o tratamento anti-neoplásico ideal, uma vez que exercem um efeito apoptótico e anti-proliferativo, promovem a anti-angiogénese e induzem a resposta imunitária.

Assim, em oncologia, são opções terapêuticas em tumores sólidos como os melanomas, o carcinoma de células renais e o sarcoma de Kaposi relacionado com a SIDA e foram recentemente utilizados com êxito como tratamento de primeira linha ou de compaixão no osteoblastoma, na neoplasia intra-epitelial cervical e no cancro da bexiga. (43)

López et al,(44) , no seu estudo, referem que é importante que o doente tenha uma história clínica, exames clínicos e dermatoscópicos da lesão; deve ser explicado em que consiste o tratamento e que foi necessária uma biópsia para confirmar o diagnóstico no caso de não estar disponível, bem como a obtenção de exames complementares. Esclarece-se ainda que a aprovação do doente é importante e que lhe deve ser entregue uma folha informativa explicando em pormenor em que consiste o tratamento.

Os autores relatam que, em cada sessão, foram aplicados 3 bulbos (10,5MUI) de HeberFERON® (bulbos de 3,5MUI) por via perilesional e intradérmica, 3 vezes por semana, durante 3 semanas, num total de 9 doses administradas. O paciente foi acompanhado a cada 4 semanas até completar 16 semanas para a avaliação final, onde foram registados o tamanho da lesão, as alterações clínicas, dermatoscópicas e histológicas e os eventos adversos. Para determinar a resposta, foram tidos em conta os critérios internacionais propostos para a avaliação da resposta em tumores sólidos (RECIST), que os classifica como: resposta completa (RC), quando a lesão desaparece completamente; resposta parcial (RP), se houver uma redução de pelo menos 30% da soma dos diâmetros maiores; doença estável (DP), quando a redução não é suficiente para classificar como resposta parcial; e doença progressiva (DP), se houver um aumento de pelo menos 20% na soma dos diâmetros maiores. [(44)]

O período de tratamento é variável em função do esquema terapêutico escolhido. HeberFERON® tem as suas vantagens devido à sua atividade imunomoduladora e ao seu potente efeito antiproliferativo, razão pela qual foi utilizado com segurança em Cuba através de ensaios clínicos concebidos pelo Centro de Ingeniería Genética y Biotecnología de la Habana (CIGB), em doentes com CBC de qualquer tamanho, localização e subtipo clínico e histológico em diferentes hospitais.[13-17] Os resultados da aplicação desta formulação nos doentes do estudo foram satisfatórios. Ambos relataram um mínimo de eventos adversos pertencentes à síndrome gripal, como cefaleias, febre e artralgia, que desapareceram com a aplicação do tratamento sintomático. O tumor foi eliminado e obtiveram-se bons resultados estéticos e funcionais. [(45)]

Se analisarmos que não existem apenas estes medicamentos para tratar as doenças da pele e a importância da sua utilização a nível internacional, estão a ser desenvolvidos outros produtos que podem melhorar a qualidade de vida destes doentes, é de salientar que, de acordo com a patologia de base dos doentes tratados com HeberFERON® , verificou-se que 28,57% dos casos estudados apresentavam hipertensão arterial, seguidos dos que apresentavam hipertensão arterial juntamente com asma brônquica com 20,4%; o que não coincide com várias investigações efectuadas por diferentes autores.[(46,47)]

Outras investigações mostraram que a percentagem mais elevada de casos correspondia também a este subtipo histológico de carcinoma basocelular; no entanto, a evolução de cada um dos subtipos de CBC tratados com Heberferon deve ser estudada mais aprofundadamente, uma vez que se sabe que algumas formas clínicas são mais agressivas do que outras, como é o caso do carcinoma basocelular com subtipo histológico basoescamoso. (48)

A resposta ao tratamento mostrou que 91,83% dos pacientes tratados com HeberFERON® tiveram uma resposta completa ao tratamento, obtendo a cura definitiva em todos os casos tratados. Apenas 4,08% apresentaram uma resposta parcial ao tratamento, coincidindo com múltiplos estudos que demonstraram uma resposta favorável ao tratamento com este novo fármaco, produto da engenharia e da biotecnologia cubanas. (49, 50,51)

O cancro da pele é o tipo de cancro mais comum nos seres humanos, sendo o carcinoma basocelular o mais comum de todos os cancros da pele (80-90%). %). Raramente metastizam, mas podem causar morbilidade significativa e envolver idades mais jovens e são tratados com sucesso por cirurgia, radioterapia, quimioterapia e crioterapia, geralmente ao nível dos cuidados de saúde secundários, no entanto, estes tratamentos nem sempre são possíveis ou desejáveis. O HeberFERON® é uma combinação de interferões alfa e gama humanos recombinantes, que demonstrou produzir efeitos sinérgicos na redução da proliferação de várias linhas celulares cancerígenas, e foi aprovado em Cuba para o tratamento do carcinoma basocelular. (43,50)

A ação antitumoral dos interferões (IFN) é principalmente mediada pela inibição do crescimento das células tumorais e pela indução da apoptose (morte celular programada) das células tumorais.

Os IFNs podem travar o crescimento tumoral através da diferenciação da célula tumoral, podem também atuar ao nível do ciclo celular onde o IFN-a tem como alvo os genes c-myc, pRB, cyclin D3 e cdc25A, controlando a apoptose, o IFN-y pode exercer um efeito antitumoral, que depende do estado de diferenciação das células e dos níveis de receptores IFN. (50)

O HeberFERON® é uma combinação sinérgica de interferões alfa 2b e gama humanos recombinantes, produzida pelo Centro de Ingeniería Genética y Biotecnología (CIGB), Havana, Cuba e comercializada pela Heber Biotec, S.A., o medicamento é apresentado em bolbos como um pó liofilizado para injeção de 3,5

milhões de unidades internacionais (MUI), a dose recomendada é de 10,5 MUI do pó reconstituído com água para injeção, administrado 3 vezes por semana durante 3 semanas, por via perilesional (intradérmica) ou intralesional. [43]
O HeberFERON® é um produto biotecnológico fabricado em Cuba, patenteado no Registo Público Cubano de Ensaios Clínicos com o código RPCEC00000164.(11) Apresenta-se em embalagens de 10 e 25 bolbos 2R com a seguinte composição: interferão gama humano recombinante 0,5 x 106 UI e interferão alfa 2b humano recombinante 3,0 x 106 UI como ingredientes activos.
Foram utilizados dois regimes de tratamento. O primeiro consistiu em nove aplicações do medicamento por via intradérmica e perilesional. As injecções foram administradas três vezes por semana, em dias alternados, durante três semanas consecutivas. O segundo consistiu em 14 aplicações intramusculares da preparação, incluindo os doentes cujas caraterísticas clínicas da pele e das lesões não permitiam a administração intradérmica e perilesional. As doses foram injectadas duas vezes por semana durante sete semanas.

Todos os doentes foram avaliados regularmente durante 16 semanas. No final do seguimento, na semana 16, foi efectuado um novo estudo dermatoscópico e histopatológico para corroborar a eficácia do tratamento. (43,50,51) As doses do medicamento foram administradas após a adição de um mililitro de água para injeção a uma ampola de HeberFERON®. Em lesões menores que quatro centímetros, e em lesões maiores que quatro centímetros, adicionou-se um mililitro de água a três bulbos do produto biotecnológico. Quando a área da lesão a tratar era superior a quatro centímetros de diâmetro, a lesão era subdividida imaginativamente em áreas de 1,5 cm e era administrada uma dose de um mililitro por cada área. Se a dose total a administrar fosse superior a dois mililitros, o produto era diluído na proporção de um bolbo de medicamento para 10 ml de água para injeção. Nas lesões com menos de quatro centímetros, a dose a administrar foi efectuada em pontos equidistantes à volta da lesão. [43,52,53, 54, 55,56) Drake-Sosa et al.,[57] em 2018 utilizaram este tratamento, por infiltração perilesional, em doentes com carcinoma basocelular; de acordo com os seus resultados, os subtipos sólido e basoescamoso foram os mais frequentes. Na presente investigação, os carcinomas basocelulares sólidos foram os mais frequentemente observados.

2.2. FUNDAMENTOS DA INTERVENÇÃO EDUCATIVA EM RELAÇÃO AO CARCINOMA BASOCELULAR.

Atualmente, estamos imersos num período de reformas no sistema educativo, associando novas tecnologias e visões da educação. Neste sentido, a intervenção educativa vem promover eventos, de forma a responder às necessidades dos alunos.

A intervenção educativa é entendida como um processo que engloba um conjunto de acções psicopedagógicas, que são concebidas por especialistas na área de intervenção, cujo objetivo é desenhar um programa destinado a resolver necessidades educativas. Autores como Jordán et al. (2011) consideram que a intervenção educativa é necessária para promover mudanças, sejam elas pessoais, comportamentais ou de conhecimento, e esta é analisada através de uma avaliação prévia (diagnóstico) que serve de base para o desenvolvimento de uma intervenção, cuja metodologia está alinhada com a "mudança".

É importante ter em conta que a intervenção educativa anda de mãos dadas com a investigação educativa. De facto, para dar sentido a uma intervenção, é necessário investigar com base em pesquisas previamente realizadas, que estudaram uma série de variáveis que afectam o ser humano.

Neste sentido, o principal objetivo da intervenção educativa é, como o próprio nome indica, intervir em contexto educativo, de forma a apoiar os processos de ensino e até o desenvolvimento dos próprios alunos. As intervenções educativas visam influenciar o desempenho académico dos alunos.

Por outro lado, é essencial descrever que a intervenção educativa é composta por uma série de questões, sem as quais não seria possível desenvolver uma intervenção de qualidade. De seguida, são referidos os aspectos que compõem uma intervenção educativa:

1. Delimitação do contexto

2. Análise das necessidades

3. Justificação

4. Objectivos

5. Metodologia

6. Intervenção através de sessões

7. Avaliação

8. Conclusões

Nesta ordem de ideias, parece essencial salientar que, sem a deteção de **necessidades**, é impossível desenvolver projectos **de intervenção educativa**. De facto, para poder levar a cabo esta secção, é essencial realizar um processo de diagnóstico através da própria observação, especificando as **necessidades** que devem ser abordadas através de uma **intervenção.**

Por estas razões, **a intervenção** torna-se essencial na educação e está positivamente alinhada com os parâmetros ditados pela inclusão. Todos os professores e escolas devem promover espaços de **intervenção** na sala de aula ou fora dela.

Dito isto, é interessante notar que **a intervenção educativa** na sociedade atual procura permear todas as novas tecnologias e as ferramentas que delas derivam.

No entanto, para levar a cabo uma intervenção educativa de qualidade, é importante ter em conta que devem ser os especialistas os responsáveis pela realização deste tipo de projeto. As áreas de conhecimento que abordam estas questões são a **psicopedagogia**, a pedagogia e a própria psicologia. Estas vertentes compreendem o desenvolvimento humano em todas as suas dimensões e traduzem-no para o âmbito educativo, promovendo assim espaços de qualidade onde a intervenção é realizada corretamente. Nesse sentido, os especialistas, após delimitarem e avaliarem as necessidades, concentram-se em realizar uma pesquisa bibliográfica que os direciona com noções-chave relacionadas às necessidades percebidas. A partir daí, estabelecem-se objectivos gerais e específicos, que devem ser orientados para uma metodologia que ajude na execução desses objectivos, através de actividades que se realizam em diferentes sessões e que, no final das mesmas, se procede a uma avaliação global do cumprimento dos objectivos. Por último, é importante ter em conta que **a intervenção educativa** nasce para apoiar, orientar, ajudar e guiar as pessoas em diferentes ambientes, sendo a ação intencional para a realização e consecução do desenvolvimento integral do educando. A intervenção educativa tem um carácter teleológico: existe um sujeito agente (educando-educador), existe uma linguagem propositiva (realiza-se uma ação para conseguir algo), realiza-se uma ação para conseguir um acontecimento futuro (a meta) e os acontecimentos estão intencionalmente ligados. A intervenção educativa realiza-se através de processos de autoeducação e de hetero-educação, sejam eles formais, não formais ou informais. A intervenção educativa e a intervenção pedagógica não se identificam necessariamente, embora em toda a intervenção educativa exista uma componente de intervenção pedagógica. Isto porque nenhuma ação educativa exige um nível de competência técnica (pedagógica) superior ao necessário para tornar eficaz o objetivo da ação; há acções que exigem um baixo nível de competência técnica e são eficazes; há acções cujo nível de competência técnica foi divulgado e fazem parte do património comum de uma cultura; é possível adquirir competência técnica a partir da própria prática. A diferença entre a intervenção educativa e a intervenção pedagógica é a mesma que a diferença de significado entre as expressões "eu sei fazer algo" e "eu sei porque é que fazendo assim se consegue esse algo e sei que outras formas existem para o conseguir e sei o que é preciso fazer para redirecionar o processo adequadamente". Em todos estes casos, existe um conhecimento da educação, mas a sua capacidade de resolução de problemas é diferente. A diferença entre intervenção educativa e intervenção pedagógica é uma elaboração concetual derivada do avanço do conhecimento da educação.

Para um melhor desenvolvimento da investigação, esta foi dividida em três fases:

1. Diagnóstico
2. Intervenção.
3. Avaliativo.

1. Fase de diagnóstico.

Com base nas Histórias Clínicas Familiares, foi elaborada uma lista com os nomes e apelidos e as moradas de todas as famílias com pacientes com a doença e possíveis riscos, pertencentes à policlínica Francisco Peña Peña de Nuevitas, Camagüey, que foram visitadas em casa, onde lhes foi pedido o consentimento informado (Anexo 1). De seguida, foi-lhes entregue um primeiro inquérito (Anexo 2), que serviu para recolher dados gerais e dados relativos ao cancro da pele.

2. Fase de intervenção.

No desenvolvimento desta intervenção educativa, foram tidas em conta as seguintes caraterísticas

Organizacional.

As actividades foram realizadas numa sala preparada para o efeito. Foram desenhadas cinco sessões de intercâmbio, com uma frequência quinzenal, tendo em conta que a quinta sessão foi realizada 3 meses após o final da intervenção educativa, com uma duração aproximada de 60 minutos; os dias de encontro foram fixados por consenso dos participantes.Os temas desenvolvidos na preparação estavam relacionados com as necessidades sentidas pelos participantes sobre os aspectos conhecidos e desconhecidos do cancro da pele, as suas caraterísticas, formas de prevenção e tratamento.No final de cada atividade de preparação, os participantes avaliaram-se através da Técnica PNI (Atividade Positiva, Negativa e Interessante), discutindo os seus critérios pessoais no Grupo.

Técnicas.

Os conteúdos foram abordados numa linguagem acessível, mas ainda assim técnica. Os termos foram definidos e a exemplificação e demonstração foram as acções-chave durante o desenvolvimento de cada atividade. A fim de colmatar a falta de conhecimentos dos participantes sobre o cancro da pele, foi implementada uma intervenção com uma abordagem educativa com os seguintes objectivos

- Promover o conhecimento sobre o cancro da pele, bem como sobre os factores de risco envolvidos.
- Identificar os comportamentos inadequados da população.
- Ensinar sobre o comportamento e as formas de prevenir o cancro da pele e as consequências a curto e longo prazo do incumprimento.
- Conhecer os mitos relacionados com o cancro da pele.
- Acções de divulgação dedicadas à prevenção do carcinoma basocelular.
- Orientações sobre os comportamentos corretos para evitar o cancro da pele e

medidas para prevenir o seu agravamento.

2.3. PROGRAMA DE INTERVENÇÃO EDUCATIVA. PRIMEIRA SESSÃO.

Tema: Cancro da pele. Formas de apresentação, sintomatologia, causas.

Métodos educativos. Factores de risco.

Objectivos:

▶ Fornecer informações sobre o cancro da pele e as suas caraterísticas fundamentais.

▶ Reflexões sobre métodos educativos para prevenir o cancro da pele ou para melhorar a doença, o seu tratamento e a probabilidade de vida, o conhecimento dos factores de risco.

Forma de organização: Conversa - Debate

Tempo: 60 minutos

Conteúdo:

▶ Conceito de cancro da pele e classificação.
▶ Diferentes formas de apresentação
▶ Métodos pedagógicos a utilizar pelas famílias.
▶ Factores de risco no desenvolvimento do cancro da pele
▶ Tratamento alternativo e esperança de vida.

Ajudas: Cartaz, papel, lápis.

Metodologia:

Atividade 1: Técnica de apresentação. Apresentação em pares.

Atividade 2: Brainstorming.

Atividade 3: Palestra educativa sobre o cancro da pele, as diferentes formas e os factores de risco.

Atividade 4: Dinâmica de grupo para discutir métodos educativos que as famílias podem utilizar.

Atividade 5: Atividade de avaliação e encerramento (PNI).

SEGUNDA SESSÃO.

Tema: Comportamento dos doentes com cancro da pele. Consequências de um comportamento inadequado, a curto e a longo prazo.

Objectivos:

► Ensinar as caraterísticas fundamentais sobre o comportamento dos doentes com carcinoma cutâneo e o impacto psico-emocional no doente.

Forma de organização: Conversa - Debate

Tempo: 50 minutos

Conteúdo:

► Principais caraterísticas comportamentais dos doentes com carcinoma cutâneo.

► Consequências a curto e longo prazo do incumprimento do tratamento e das medidas preventivas.

Ajudas: Cartaz, papel, lápis.

Metodologia:

Atividade 1: Resumo da sessão anterior.

Atividade 2: Técnica de animação: Jogo de papéis.

Atividade 3: Palestra educativa sobre as caraterísticas do carcinoma da pele e o impacto físico e emocional nos doentes e nas suas famílias.

Atividade 4: Dinâmica de grupo para discutir experiências pessoais.

Atividade 5: Atividade de avaliação e encerramento (PNI).

TERCEIRA SESSÃO

Tema: Mitos e realidades sobre o cancro da pele e as implicações do incumprimento das medidas de prevenção ou de tratamento Envolvimento da sociedade e das organizações da sociedade que podem contribuir para a prevenção do abuso de crianças.

Objectivos:

- ▶ Refletir sobre os diferentes mitos relacionados com o cancro da pele.
- ▶ Dar a conhecer as diferentes organizações da sociedade que podem estar envolvidas na prevenção do cancro da pele.

Forma de organização: Conversa - Debate

Tempo: 60 minutos

Conteúdo:

- ▶ Demonstrar as diferenças entre os mitos e os factos sobre o cancro da pele.
- ▶ Orientar as acções parentais para prevenir o cancro da pele.
- ▶ Identificar os diferentes sectores sociais que podem contribuir para a prevenção do cancro da pele na sociedade cubana.

Ajudas: Cartaz, papel, lápis.

Metodologia:

Atividade 1: Resumo da sessão anterior.
Atividade 3: Técnica participativa: Pega na tua costa.
Atividade 4: Avaliação e atividade de encerramento (PNI).

QUARTA SESSÃO

Tema: Medidas preventivas para evitar o cancro da pele não melanoma

Objectivos:

- Desenvolver competências de aprendizagem na população em estudo.
- Fornecer conhecimentos sobre proteção humana

Forma de organização: Conversa - Debate

Tempo: 60 minutos

Conteúdo:

- Demonstrar a importância de manter medidas preventivas para evitar doenças.
- Orientar as acções destinadas a evitar o sofrimento da a doença.
- Identificar os diferentes factores de risco.

Ajudas: Cartaz, papel, lápis.

Metodologia:

Atividade 1: Resumo da sessão anterior.
Atividade 2: Técnica de animação: Vamos refletir.
Atividade 3: Técnica participativa: Andar sozinho e vir.
Atividade 5: Palestra educativa sobre os mitos relacionados com o cancro da pele e as organizações da sociedade que podem participar na prevenção.

QUARTA SESSÃO

Tema: Caraterísticas de um doente com cancro da pele, seu impacto psicológico e consequências.

Objectivos:

- ▶ Recordar as alterações que ocorrem na esfera psicológica, social e emocional de um doente com cancro da pele.
- ▶ Interpretar estas mudanças para a utilização destes conhecimentos na vida quotidiana.
- ▶ Reconhecer a participação dos sectores da sociedade.

Forma de organização: Vídeo - Debate

Tempo: 60 minutos

Conteúdo:

- ▶ Manifestações psicológicas, emocionais e sociais em doentes com cancro da pele.
- ▶ Ligação de diferentes sectores na prevenção do cancro da pele.

Ajudas: TV, vídeo, papel, lápis.

Metodologia:

Atividade 1: Resumo da sessão anterior.

Atividade 2: Apresentação do vídeo relacionado com doentes com cancro da pele .

Atividade 3: Dinâmica de grupo para discutir o vídeo apresentado e as experiências.

Atividade 5: Avaliação e técnica de encerramento (PNI).

QUINTA SESSÃO

Tema: Métodos de rastreio em massa.

Objectivos:

▶ Orientar os métodos de rastreio em massa para o diagnóstico do cancro da pele não melanoma.

▶ A manutenção da promoção da saúde e o tratamento precoce das lesões cutâneas pré-malignas são medidas indispensáveis para a prevenção.

Forma de organização: Vídeo - Debate

Tempo: 60 minutos

Conteúdo:

▶ Utilização de vestuário de proteção, como camisas e calças de manga comprida, chapéus de abas largas, bonés, guarda-chuvas, óculos de sol escuros e protectores solares com fator de proteção solar.

▶ Os métodos de rastreio em massa, a promoção da saúde e o tratamento precoce das lesões cutâneas pré-malignas são medidas indispensáveis para a prevenção.

Ajudas: TV, vídeo, papel, lápis.

Metodologia:

Atividade 1: Resumo da sessão anterior.

Atividade 2: Apresentação do vídeo relacionado com as consequências da exposição solar. .

Atividade 3: Dinâmica de grupo para discutir o vídeo apresentado e as experiências.

Atividade 5: Avaliação e técnica de encerramento (PNI).

SEXTA SESSÃO

Tópico: Plantas medicinais utilizadas no tratamento de doenças de pele

Objectivos:

- Orientar as práticas da biomedicina, do autotratamento e de outras opções terapêuticas, como as terapias religiosas e as chamadas alternativas aos tratamentos tradicionais.
- Orienta várias práticas de medicina tradicional.

Forma de organização: Vídeo - Debate

Tempo: 60 minutos

Conteúdo:

- As plantas medicinais têm múltiplas aplicações terapêuticas
- As plantas mais utilizadas (Aloé vera, Chamaemelum nobile ou Matricaria chamomilla, erva-cidreira (Melissa offi cinalis L.), teatino (Scoparia dulcis), caule, folhas e flores de graviola (Annona muricata), folhas da planta chamada folha de ar (Kalanchoe pinnata), aplicação de pomadas da polpa de abacate (Persea americana), folhas e flores de laranja (Citrus sinensis L.), chá amargo (Camellia sinensis L.), as erupções cutâneas e as inflamações da pele são também tratadas com matico (Buddleja globosa, lam hope).), chá amargo (Camellia sinensis L.), as erupções cutâneas e as inflamações da pele são também tratadas com matico (Buddleja globosa, lam hope), Outros.

Ajudas: TV, vídeo, papel, lápis.

Metodologia:

Atividade 1: Resumo da sessão anterior.

Atividade 2: Apresentação do vídeo relacionado com as plantas medicinais.

Atividade 3: Dinâmica de grupo para discutir o vídeo apresentado e as experiências.

Atividade 5: Avaliação e técnica de encerramento (PNI).

3. FASE DE AVALIAÇÃO.

Três meses após o final da intervenção educativa, foi-lhes aplicado o inquérito inicial, a fim de verificar a fixação dos conhecimentos transmitidos e a sua opinião em relação a esta intervenção educativa.

SEXTA SESSÃO:

Tema: Aplicação do inquérito de avaliação e opiniões dos participantes sobre o curso.

Objectivos:

▶ Avaliar os conhecimentos adquiridos depois de ter recebido esta intervenção educativa.

▶ Determinar a opinião das famílias sobre a intervenção educativa.

Metodologia:

Atividade 1: Aplicação do inquérito de avaliação.
Atividade 2: Técnica de participação: As três cadeiras.
Atividade 3: Aplicação da técnica de avaliação (PNI).
Foram tidos em conta os seguintes requisitos metodológicos para a realização dos inquéritos de base e final:

A. A duração do inquérito foi limitada a 5 perguntas de conhecimento para evitar o cansaço.

B. A redação do material introdutório foi eloquente e sincera.
C. As perguntas foram concebidas para serem simples, claras, concretas e concisas na sua formulação.

D. Na escolha das palavras, foram tidos em conta o vocabulário utilizado e o seu sistema de referência.

E. As perguntas só permitiam uma interpretação inequívoca e imediata.

F. Cada pergunta abordava uma única ideia e tratava de um único tópico.
G. Apenas foram colocadas questões relacionadas com o problema em causa.
H. As perguntas confidenciais foram evitadas.

Foi utilizado um sistema de método teórico e empírico, típico da investigação científica biomédica, que inclui:

Método teórico: método histórico-lógico, utilizado como base teórica sobre o carcinoma basocelular como pano de fundo para o problema de investigação.

Método de análise documental: foi utilizado como abordagem teórica para sustentar a importância da educação neste grupo populacional, através da literatura revista.

Revisão do programa.
Código deontológico, direito pessoal, legalidade.
Método sistémico estrutural-funcional: baseado nas variáveis do conhecimento, onde são postas em prática diferentes técnicas e procedimentos para prestar cuidados a pessoas, família e comunidade supostamente saudáveis.

Método de dedução-indução: Trabalhamos com base nas particularidades de cada pessoa com cancro de pele e dos outros envolvidos, de forma a identificar logicamente um raciocínio, partindo do conhecimento particular para o geral e vice-versa.

Método empírico: quase-experimental.
Foi utilizado um programa educativo para identificar as necessidades de aprendizagem com base num inquérito inicial, que conduziu a um inquérito de avaliação, com o objetivo de avaliar o nível de conhecimentos e de modificação do estilo de vida e de melhorar a qualidade da vida familiar.

Técnicas utilizadas:

1. Observação.
2. Inquérito.
3. Entrevista.
4. Teste.

Valor teórico: É dado pela fundamentação teórico-filosófica e psicológica da educação deste grupo de pessoas, onde se obteve como resultado uma projeção planeada de acções educativas.

CAPÍTULO 3

ALGORITMOS

O objetivo dos algoritmos é tornar viável a gestão destes doentes e conseguir cuidados de qualidade, e servirão de referência para as instituições de saúde.

1.1. ALGORITMO para a implementação da intervenção educativa (Anexo 3)

Objetivo. Demonstrar a eficácia de uma intervenção educativa para o carcinoma basocelular.

O algoritmo é desenvolvido como um quadro observacional para a intervenção educativa para a população em relação ao carcinoma basocelular, devido à importância da sua aplicação irá alcançar na população do estudo um nível de assimilação do conhecimento não só para os pacientes que já sofrem da doença, mas para a população em geral, A cidade de Nuevitas está localizada ao norte de Camagüey, A cidade de Nuevitas está situada a norte de Camagüey, que é uma zona costeira e vulnerável à doença. Nos últimos tempos, o aumento do CBC levou os autores a interessarem-se pela realização da intervenção e, como o nosso município não dispõe de enfermarias especializadas, os doentes têm de se deslocar à capital. O estudo foi realizado na policlínica Francisco Peña Peña, na cidade de Nuevitas Camagüey, onde se identificou o problema, com uma população de estudo de 100 pessoas, das quais 59 tinham diagnóstico de CBC e 50 não tinham diagnóstico. Foi realizado um inquérito inicial para avaliar a doença, o seu tratamento e o nível de conhecimento.Para um melhor desenvolvimento da investigação, esta foi dividida em três etapas: Diagnóstica, Intervenção e Avaliativa. Para a fase de diagnóstico, utilizaram-se os registos médicos familiares, elaborou-se uma lista com nomes e apelidos e moradas de todas as famílias com pacientes com a doença e possíveis riscos, pertencentes à policlínica Francisco Peña Peña em Nuevitas, Camagüey, e visitou-se o domicílio onde se pediu o consentimento informado. Em seguida, foi-lhes aplicado um inquérito inicial, através do qual foram recolhidos dados gerais e dados relacionados com o cancro da pele.

Na fase de intervenção, foram desenvolvidas 5 secções com temas relacionados com o CBC, dos quais os temas desenvolvidos na preparação estavam relacionados com as necessidades sentidas pelos participantes, sobre os aspectos conhecidos e desconhecidos que tinham relativamente ao cancro da pele, suas caraterísticas, formas de prevenção e tratamento. Na etapa de avaliação ao final de cada atividade de preparação, os participantes se autoavaliaram através da Técnica PNI (Positivo, Negativo e Interessante da atividade), discutindo seus critérios pessoais no Grupo.A última seção é o encerramento da atividade que envolve diversos setores da sociedade e até mesmo centros culturais, onde serão reunidas diversas manifestações artísticas como músicas, jogos e pinturas. Além disso, há uma coordenação com os centros de venda de produtos para a pele para oferecer uma feira comercial com o objetivo de melhorar a qualidade de vida.

1.2. ALGORITMO PARA A APLICAÇÃO DO HEBERFERÃO® PARA O TRATAMENTO GLOBAL DE DOENTES COM CARCINOMA BASOCELULAR (ANEXO 4).

A aplicação da variante Delphi do método pericial para estabelecer um consenso sobre a base teórica e prática do algoritmo, apesar de o nosso município não realizar o tratamento, os pacientes são transferidos para centros especializados em Camagüey, um algoritmo para o cuidado integral de pacientes com cancro de pele não melanoma é apresentado de forma argumentada, e a formação do pessoal envolvido na aplicação do algoritmo é descrita.

Objectivos.

-Estabelecer um consenso sobre a base teórica e prática do algoritmo.
-Especificar as diretrizes a seguir para o tratamento global dos doentes com CBC.
• Aumentar o nível de conhecimento sobre CBC e lesões pré-malignas da pele entre os profissionais de saúde envolvidos na aplicação do algoritmo HeberFERON®.

Aplicação da variante Delphi do método pericial Considerações gerais

Com o objetivo de estabelecer um consenso sobre os fundamentos teóricos e práticos do algoritmo, decidiu-se consultar especialistas sobre elementos considerados essenciais para a proposta apresentada neste trabalho. Esses aspectos foram os seguintes:

-Necessidade social de melhorar os cuidados médicos prestados aos doentes com CBC

- Insuficiente divulgação de informação sobre os factores de risco, etiologia, manifestações clínicas e complicações do CBC e a aplicação do HeberFERON®.

-A população está mal informada sobre os factores de risco, a etiologia e os sinais precoces do CBC, sendo necessárias medidas que contribuam para a sua prevenção e diagnóstico precoce.

Dar prioridade ao rastreio e ao tratamento de lesões cutâneas pré-malignas e de CBC.

Considerar um exame completo da pele como essencial no exame de pacientes com manifestações clínicas de CBC, e os indivíduos e pacientes em risco devem aprender a técnica do auto-exame da pele.

-O diagnóstico precoce da doença e a utilização de métodos terapêuticos corretos evitam o desenvolvimento de complicações, tais como: perturbações estéticas e funcionais, metástases, infiltração perineural, recidiva do tumor e morte.

-A determinação do nível de risco de cada tumor (baixo risco e alto risco, complicado ou não), de acordo com as suas caraterísticas clínicas e histológicas, permite definir o nível de cuidados médicos em que o doente será tratado.

O acompanhamento clínico regular dos doentes com CBC após o tratamento é essencial.

A novidade centra-se na criação de um algoritmo para o tratamento de doentes com carcinoma basocelular no que diz respeito à utilização do HeberFERON®, com base nas deficiências encontradas no processo de tratamento médico destes doentes e nos conceitos actuais sobre o CBC reflectidos na literatura médica especializada.

1.3. ALGORITMO PARA O TRATAMENTO DE DOENTES COM CARCINOMA BASOCELULAR.

CONSTRUÇÃO DO ALGORITMO

Assumiu-se a seguinte definição de algoritmo: um conjunto ordenado e finito de operações que permite encontrar a solução de um problema. [58] Para o desenvolvimento do algoritmo, foi efectuada uma revisão e análise das Guidelines para o diagnóstico e tratamento do cancro da pele não melanoma, bem como uma revisão da literatura médica nacional e internacional especializada na matéria. Após o desenvolvimento do algoritmo, este foi submetido à avaliação do conselho científico da instituição de saúde e dos especialistas em dermatologia da instituição. Foram também consultados outros especialistas para validação da investigação. As sugestões feitas pelos especialistas consultados foram consideradas pelos autores e foram feitas as correcções pertinentes, após o que, por consenso, o algoritmo foi aprovado para utilização na investigação.

VIABILIDADE DA APLICAÇÃO DOS ALGORITMOS

Com o objetivo de prestar uma atenção integral aos pacientes com cancro de pele não melanoma, estabelecem-se uma série de acções para a atenção individual, familiar e comunitária dos pacientes da policlínica Francisco Peña Peñ4 de Nuevitas, Camagüey. Estas acções estão estreitamente relacionadas entre si e, para uma melhor compreensão, explicamos separadamente as diretrizes a seguir na consulta especializada onde os pacientes são atendidos: promoção da saúde, determinação de grupos de risco, dispensa, aconselhamento sobre mudanças de estilo de vida, seguido de controlo ou dispensa de casos já diagnosticados através de anamnese para verificar a existência de pré-cancerose cutânea e CBC, Os pacientes que vêm voluntariamente às consultas são encaminhados para o especialista em Dermatologia, o especialista realiza uma avaliação minuciosa das lesões cutâneas e fornece orientações para exames complementares, tratamento e acompanhamento nas consultas, Quando a avaliação da doença é efectuada e o especialista determina, de acordo com os sintomas específicos, se se trata de uma doença sem complicações ou complicada, a sua ação consiste no acompanhamento clínico periódico dos doentes e no seu encaminhamento para outros centros especializados para os cuidados adequados e para conseguir a sua recuperação ou a melhoria do seu estado geral através dos diferentes tratamentos específicos. Os pacientes diagnosticados com um CBC de baixo risco recebem um tratamento dermatológico que inclui estudos histopatológicos (cirurgia convencional ou electroconfiguração), acompanhamento e cuidados especializados. (Uma promoção eficaz da saúde (informação, educação para a saúde e comunicação) será efectuada pelo especialista em dermatologia ou pelo médico de clínica geral, pelo pessoal de enfermagem da área da saúde, e será dirigida à população em geral, aos grupos de risco, aos doentes e às suas famílias. O autor considera que a informação da população sobre o problema de saúde atual do cancro de pele não melanoma e sobre os danos que acarreta para as pessoas afectadas contribuirá para sensibilizar e motivar atitudes favoráveis.

1.4. ALGORITMO PARA O TRATAMENTO DO CARCINOMA BASOCELULAR COM HEBERFERON®.

Os doentes com CBC de alto e baixo risco, que se subdividem em carcinoma basocelular primário e recorrente, têm um tratamento convencional de primeira linha, que é a cirurgia convencional e a cirurgia micrográfica, e radioterapia de segunda linha. Nos doentes com CBC, recomenda-se o seguimento para avaliar a recorrência da lesão tratada de quatro em quatro meses no primeiro ano, Em doentes com antecedentes de cancro da pele ou factores de risco de cancro da pele, recomenda-se um exame físico completo para a pesquisa ativa de novos tumores e de recidiva da lesão tratada, todos os anos, para toda a vida, nos serviços de cuidados primários, em doentes com antecedentes de cancro da pele ou factores de risco de cancro da pele. Nos doentes com antecedentes de cancro da pele ou factores de risco de cancro da pele, recomenda-se o aconselhamento sobre o risco de recorrência da lesão primária e o aparecimento de novas lesões, bem como a educação sobre medidas de proteção solar e o auto-exame da pele. Uma vez diagnosticado um CBC, o especialista procederá ao tratamento da doença e aplicará o novo tratamento HeberFERON®, que se descreve de seguida, sendo de referir que este medicamento já é utilizado em vários países da região e mesmo nos EUA.

(Anexo 6)

Formulário de candidatura:

HeberFERON® é um produto biotecnológico fabricado em Cuba, patenteado no Registo Público Cubano de Ensaios Clínicos com o código RPCEC00000164. Apresenta-se em embalagens de 10 e 25 bolbos 2R com a seguinte composição: interferão gama humano recombinante 0,5 x 106 UI e interferão alfa 2b humano recombinante 3,0 x 106 UI como ingredientes activos. Foram utilizados dois regimes de tratamento. O primeiro consistiu em nove aplicações do medicamento por via intradérmica e perilesional. As injecções foram administradas três vezes por semana, em dias alternados, durante três semanas consecutivas. O segundo consistiu em 14 aplicações intramusculares da preparação, incluindo os doentes cujas caraterísticas clínicas da pele e das lesões não permitiam a administração intradérmica e perilesional. As doses foram injectadas duas vezes por semana durante sete semanas. Todos os pacientes foram avaliados regularmente durante 16 semanas. No final do seguimento, à 16ª semana, foi efectuado um novo estudo dermatoscópico e histopatológico para corroborar a eficácia do tratamento. As doses do medicamento foram administradas após a adição de um mililitro de água para injeção a uma ampola de HeberFERON®. Nas lesões inferiores a quatro centímetros, e nas lesões superiores a quatro centímetros, adicionou-se um mililitro de água a três bolbos do produto biotecnológico. Quando a área da lesão a tratar era superior a quatro centímetros de diâmetro, a lesão era subdividida imaginativamente em áreas de 1,5 cm e era administrada uma dose de um mililitro por cada área. Se a dose total a administrar fosse superior a dois mililitros, o produto era diluído na proporção de um bolbo de medicamento para 10 ml de água para injeção. Nas lesões com menos de quatro centímetros, a dose a administrar foi injectada em pontos equidistantes à volta da lesão. (59) Será de grande interesse para as consultas de dermatologia e a aplicação deste novo tratamento, que já foi implementado em vários países do mundo, com resultados relevantes. No nosso país, é necessário formar o pessoal de saúde para a aplicação do medicamento e para conseguir a sua eficácia. Uma vez aplicado o tratamento médico, os doentes são aconselhados a frequentar programas de interconsulta com o especialista.

CONCLUSÕES

A caraterização dos doentes com carcinoma basocelular assistidos na fase anterior à aplicação da intervenção educativa e dos algoritmos revelou um conhecimento insuficiente destes doentes e das pessoas envolvidas, incluindo problemas de prevenção e de diagnóstico precoce. Foi implementado um algoritmo para o tratamento de doentes com carcinoma basocelular, cuja base teórica e prática foi validada pela variante Delphi do método dos peritos. O resultado esperado do estabelecimento do algoritmo demonstrou a sua eficácia na melhoria do processo de assistência médica a doentes com carcinoma basocelular, uma vez que foi garantida a assistência integral a estes doentes, com a ocorrência de poucas complicações.

REFERÊNCIAS BIBLIOGRÁFICAS

1. Choi Y, Byun J, Choi J, Jung J. Identificação de variáveis proditivoo para a recorrência de mucocele oral. Med Oral Patol Oral and Oral Cir 2019; 24:0-0.

2. Lee YJ, Kwon JG, Han HH. Deroofing cirúrgico no tratamento de pacientes com pseudocisto atrial. Auris Nasus Larynx 2018.doi: 10.1016 / j.anl.2018.10.017.

3. Braun RP, Ludwig S, Marghoob AA. Diagnóstico Diferencial da Queratose Seborreica: Caraterísticas clínicas e dermatoscópicas. J Drugs Dermatol 2017; 16:835-42.

4. Morse DC, Tschen JA, Silapunt S. Dermatofibroma atrófico em um homem idoso - uma variante raramente descrita de uma lesão comum. Dermatol Online J 2018; 24.URL http://www.ncbi.nlm.nih.gov/pubmed/30142716

5. Koh U, Janda M, Aitken JF, et al. Estudo 'Mind your Moles': protocolo de um estudo de coorte prospetivo de naevi melanocíticos. BMJ Open 2018; 8:e025857.

6. Dominguez-Cruz J, Ruiz-Villaverde R. A regra "5R + R": Um método simples e abrangente para o diagnóstico da queratose actínica. Sultan Qaboos Univ Med J 2019; 19:e81-2.

7. Ministério da Saúde Pública (CUB). Secção independente de controlo do cancro. Prevenção, diagnóstico e tratamento do cancro da pele [Internet]. La Havana: Editorial Ciencias Médicas,2023. Disponível em: http://www.bvscuba.sld.cu/libro/prevencion-diagnostico-y-tratamiento-del- skin-cancer/

8. Martínez-Guerra EC, Sánchez-Uriarte ME, Medina-Bojórquez A, Torres S, Alcalá-Pérez D. Skin cancer in patients younger than 40 years. Dermatol Rev Mex [internet]. Jan. 2017 [citado 28 jun. 20];61(1):[aprox. 7 p.]. Disponível em: http://www.medigraphic.com/pdfs/derrevmex/rmd- 2017/rmd171b.pdf.

9. Roque Pérez L, Alfonso Alfonso Y. Sobre o artigo: Intervenção educativa voltada para a proteção solar em crianças. Rev 16 abril [internet]. 2018 [cited 6 Jun. 2024];57(268):[aprox. 3 p.]. Disponível em: http://www.rev16deabril.sld.cu/index.php/16_04 /article/view/661/pdf_170

10. Ministério da Saúde Pública. Anuario Estadístico de Salud 2017. Havana: Direção Nacional de Registos Médicos e Estatísticas de Saúde; 2018.

11. González R. R. Cáncer de piel, asunto a seguir [internet]. Vanguardia. 3 fev. 2018; Sect. Villa Clara [citado 17 dez. 2024]. Disponível em: http://www.vanguardia.cu/villa-clara/10745 -cancer-de-pele-assunto-a-seguir.

12. Requena C, Alsina M, Morgado-Carrasco D, et al. Sarcoma de Kaposi e angiossarcoma cutâneo: diretrizes para o diagnóstico e tratamento. Actas Dermosifiliogr 2018; 109:878-87.

13. Lebbe C, Garbe C, Stratigos AJ, et al. Diagnóstico e tratamento do sarcoma de Kaposi: Diretriz interdisciplinar baseada no consenso europeu (EDF/EADO/EORTC). Eur J Cancer 2019; 114:117-27.

14. Dañino-García M, Domínguez-Cruz JJ, Pérez-Ruiz C, et al. Caraterísticas clínico-epidemiológicas do carcinoma de células de Merkel numa série de 38 pacientes. Actas Dermosifiliogr 2019; 110:360-5.

15. Llombart B, Kindem S, Chust M. Atualização sobre o carcinoma de células de Merkel: principais técnicas de imagiologia, factores de prognóstico, tratamento e acompanhamento. Actas Dermosifiliogr 2017; 108:98-107.

16. Soleymani T, Aasi SZ, Novoa R, Hollmig ST. Fibroxantoma atípico e Sarcoma dérmico pleomórfico: Actualizações sobre classificação e gestão. Dermatol Clin 2019; 37:253-9.

17. Chapman LW, Yu SS, Arron ST. Fibroxantoma atípico. Semin Cutan Med Surg 2019; 38:E65-6.

18. Sarac E, Yuksel M, Turkmen IC, Ozdemir M. Caso para diagnóstico. Fibroxantoma atípico. An Bras Dermatol 2019; 94:239-41.

19. Merritt BG, Degesys CA, Brodland DG. Doença de Paget extramamária. Dermatol Clin 2019; 37:261-7.

20. Falto-Aizpurua L, Seyfer S, Krishnan B, Orengo I. Metástase cutânea de um tumor carcinoide pulmonar. Cutis 2017; 99:E13-5.

21. Watts CG, Cust AE, Menzies SW, Mann GJ, Morton RL. Cost- Effectivenessf Skin Surveillance Through a Specialized Clinic for Patients at High Riskof Melanoma (Custo-eficácia da vigilância da pele através de uma clínica especializada para doentes com elevado risco de melanoma). J Clin Oncol. 2017 Jan;35(1):63-71.

22. Moscarella E, Tion I, Zalaudek I, Lallas A, Kyrgidis A, Longo C, et al. Bothshort-term and long-term dermoscopy monitoring is useful in detectingmelanoma in patients with multiple atypical nevi. J Eur Acad DermatolVenereol. 2017 Feb;31(2):247-51.

23. Smedinga H, Verkouteren JAC, Steyerberg EW et al. Ocorrência de carcinomas basocelulares metacrónicos: um modelo de prognóstico. Br J Dermatol. 2017 Oct; 177(4):1113-1121.
24. Tejera-Vaquerizo A, Descalzo-Gallego M, Otero-Rivas M, Posada-García C, Rodríguez-Pazos L, Pastushenko I et al. Incidência e mortalidade do cancro da pele em Espanha: revisão sistemática e meta-análise. 2017.
25. Paucar K. Seis casos de cancro da pele detectados na campanha EsSalud [Internet]. Página3. 2017 [Citado 13 Nov. 2022]. Disponível em: http://pagina3.pe/detectan-seis-casos-de-cancer-de-piel-en-campana-de- essalud.
26. T. J. Brinker et al., 'Deep learning outperformed 136 of 157 dermatologists in a head-to-head dermoscopic melanoma image classification task', Eur. J. Cancer, vol. 113, pp. 47-54, maio de 2019, doi: 10.1016/j.ejca.2019.04.001.
27. M. A. Marchetti et al., "Resultados do desafio do Simpósio Internacional de Imagiologia Biomédica da Colaboração Internacional de Imagiologia da Pele de 2016: Comparação da exatidão de algoritmos informáticos com dermatologistas para o diagnóstico de melanoma a partir de imagens dermatoscópicas", J. Am. Acad. Dermatol. vol. 78, no. 2. Fev. 2018, doi: 10.1016/j.jaad.2017.08.016.1016/j.ejca.2019.05.023.
28. H. A. Haenssle et al., 'Homem contra máquina: desempenho diagnóstico de uma rede neural convolucional de aprendizagem profunda para reconhecimento dermatoscópico de melanoma em comparação com 58 dermatologistas', Ann. Oncol. vol. 29, n.º 8, agosto de 2018, doi: 10.1093/annonc/mdy166.
29. Department of Dermatology, The Warren Alpert Medical School, Brown University, Providence, RI, EUA et al., "Epidemiology of Melanoma", em Cutaneous Melanoma: Etiologyand Therapy, Department of Surgical Oncology, Fox Chase Cancer Center, Philadelphia,PA, EUA, W. H. Ward, J. M. Farma, e Departamento de Oncologia Cirúrgica, Fox Chase Cancer Center, Filadélfia, PA, EUA, Eds. Codon Publications, 2017. doi: 10.15586/codon.cutaneousmelanoma.2017.ch1.
30. C. Garbe et al., "Time trends in incidence and mortality of cutaneous melanoma in Germany", J. Eur. Acad. Dermatol. Venereol, vol. 33, no. 7. Jul. 2019, doi: 10.1111/jdv.15322.
31. Martínez-Guerra EC, Sánchez-Uriarte ME, Medina-Bojórquez A, Torres S, Alcalá-Pérez D. Skin cancer in patients younger than 40 years. Dermatol Rev Mex

[internet]. Jan. 2017 [citado 28 dez. 2022];61(1):[aprox.7p.]. Disponível em: http://www.medigraphic.com/pdfs/derrevmex/rmd- 2017/rmd171b.pdf.

32. González RR. Cancro da pele, um tema a seguir [Internet]. Vanguardia. 3 Feb. 2018; Sect. Villa Clara [Citado 17 dez. 2022]. Disponível em: http://www.vanguardia.cu/villa-clara/10745-cancer-de-piel-asunto-a-seguir

33. Dias da Silva R, Inácio Dias MA. Incidência de carcinoma basocelular e espinocelular em pacientes atendidos em um hospital oncológico. REFACS. 2017; 5(2):228-34.

34. Iribarren BO, Ramírez SM, Madariaga GJA, Riveros FO, Valdés VC, Toledo SJ. Carcinoma basocelular e escamoso da pele. Série de casos. Rev Chil Cir [Internet]. 2018 [Citado 2 dez. 2022]; 70(4): [aprox. 6 p]. Disponível em: https://scielo.conicyt.cl/scielo.php?script=sci_arttext&pid=S0718-40262018000400315&lng=es

35. NIH Instituto Nacional do Cancro. Tratamento do cancro da pele (PDQ®) - Versão para o paciente. [Internet]. [Citado em 2 dez. 2022] **Disponível em** https://www.cancer.gov/espanol/tipos/piel/paciente/tratamiento-piel-pdq.

36. Clínic Barcelona. Tratamento do cancro da pele [Internet]. 2018.[cited 16 Jan 2023]. Disponível em .https://www.clinicbarcelona.org/asistencia/enfermedades/cancer-de-skin/treatment

37. Pode clicar. Cancro da pele. [Internet]. 2018 [citado 16 Jan 2023 Disponível em https://www.mayoclinic.org/es-es/diseases-conditions/skin- cancer/diagnosis-treatment/drc-20377608.

38. Alcalá Pérez D, Carmona Contreras FP, González Gutiérrez JF. Carcinoma basocelular agressivo. Dermatologia CMQ. [Internet]. 2018[Citado em 14 de dezembro de 2022]; 16(2):134-137.

39. Bernia E, Llombart B, Serra-Guillén B, Bancalari E, Nagore E, Requena C, et al. Experiência com vismodegib no carcinoma basocelular avançado num centro oncológico. Actas dermosifiliogr. [Internet].2018 [Citado em 14 de dezembro de 2022]; 109(9):813-820.

40. Adachi K, Yoshida Y, Noma H, Goto H, Yamamoto O. Caraterísticas dos carcinomas basocelulares múltiplos: O primeiro estudo em doentes japoneses. J Dermatol. [Internet].2018 [Citado em 14 de dezembro de 2022]; 45(10):1187-1190.

41. Castellano Maturell G, Nápoles Pastoriza DD, Niebla Chávez R, Berenguer

Gouarnaluses M, Sánchez Álvarez JE. HeberFERON(R) no tratamento do carcinoma basocelular. Relato de caso. Rev abril 16 [Internet]. 2019 [Citado 14 Dez. 2022]; 58(271): [aprox. 3p]. Disponível em: https://www.rev16deabril.sld.cu/index.php/16_04/article/view/776

42. Bello Rivero I. Uma imunoterapia sinérgica para o cancro da pele. Saúde e Medicina 2017 [acedido:14/05/2019].Disponível em: http://www.scientia.global/professor-iraldo-bello-rivero-synergistic- immunotherapy-skin-cancer/

43. Bello I, García Y, Duncan Y, Vázquez D, Santana H, Besada V, et al. HeberFERON, uma nova formulação de IFNs com farmacodinâmica melhorada: Perspectivas para o tratamento do cancro. Seminários em Oncologia. 2018;45:27-33. DOI: https://doi.org/10.1053/j.seminoncol.2018.04.007

44. López-Pupo N, Manganelly-Fonseca Y, Tablada-Robinet M, Jacas-Portuondo A, Girón-Maturell Y. Utilidade do HeberFERON® em pacientes com carcinoma basocelular. **MEDISAN** [Internet]. 2021 [citado 24 Jan 2023]; 25(6):[aprox.11p.].Disponível em: https://medisan.sld.cu/index.php/san/article/view/3867

45. Rojas Rondón I, Duncan Roberts Y, Gómez Cabrera C G, Ramírez García L K, Vigoa Aranguren L, Hernández Rodríguez R, Tuero Iglesias A, Bello Rivero I. Heberferon administration in palpebral basal cell carcinoma in 2 cases. Disponível em: http://dx.doi.org/10.21931/RB/2016.01.02.6

46. Fuentes Mederos L, Mayo Abad O, Hidalgo Guerrero IL, Paz Pérez Z, Márquez Bravo D. Introdução e consistência da produção de Heberferon na Fábrica de Produtos Parenterais 3. RTQ [Internet]. 2018 [Citado 12 dez. 2022]; 38(3):[aprox. 13 p].Disponível em: http://scielo.sld.cu/pdf/rtq/v38n3/rtq12318.pdf

47. Piña Rodríguez Y, Piña Russinyol JJ, Piña Rodríguez JJ, Castro Morillo AM, Darias Domínguez C. Dermatoscopia para estabelecer margens cirúrgicas mínimas na ressecção de carcinomas basocelulares. Rev Med Electron [online]. 2018 [Citado 2 Dez, 2022]; 40(1):[aprox. 9 p]. Disponível em: http://scielo.sld.cu/scielo.php?script=sci_arttext&pid=S1684-18242018000100012&lng=en.

48. Darias Domínguez C, Garrido Celis J. Carcinoma basocelular. Um desafio atual para o dermatologista. Rev Med Electron [online]. 2018 [Citado 21 dez. 2022];

40(1):[Aprox.10p].Disponível em: http://www.revmedicaelectronica.sld.cu/index.php/rme/article/view/2498/370 7

49. Rodríguez-Fonseca R, de-la-Rosa-Santana J, López-Wilson A, Santiesteban-Puerta S, Cabrera-Pérez C. Tratamento com Heberferon em pacientes com carcinoma basocelular no Hospital Docente Clínico Quirúrgico "Dr. Miguel Enríquez", Havana. Gaceta Médica Estudiantil [Internet]. 2020 [citado 17 Jan 2023]; 1 (2):[aprox. 10 p.]. Disponível em: https://revgacetaestudiantil.sld.cu/index.php/gme/article/view/30

50. López Pupo Natacha, Manganelly Fonseca Yarien, Tablada Robinet María Elena, Jacas Portuondo Ana Lucía, Girón Maturell Yaimaris. Utilidade do Heberferon® em pacientes com carcinoma basocelular. MEDISAN [Internet].2021Dez [cited2023Jan 17];25(6): 1297-1308. Disponível em: http://scielo.sld.cu/scielo.php?script=sci_arttext&pid=S1029-30192021000601297&lng=en. Epub 03-Nov-2021.

51. Fahradyan A, Howell A, Wolfswinkel E, Tsuha M, Sheth P, Wong A. Updates on the management of non-melanoma skin cancer (NMSC). Healthcare. 2017[Citado em 7 dez. 2022]; 5(82):1-24. Disponível em: https://doi:10.3390/healthcare5040082

52. Bordelois-Abdo JA, López-Mateus M, Fernández-Ramírez I, Lagos-Ordóñez KJ. Caracterização do doente idoso com diagnóstico provável de cancro da pele. Rev. inf. sci. [Internet]. Fev. 2019 [citado 3 Nov. 2023]; 97(4):7-16. Disponível em: http://scielo.sld.cu/pdf/ric/v98n1/1028-9933-ric- 98-01-7.pdf.

53. Sánchez-Linares V, Rodríguez-Montagne D, Cifuentes-Suárez JP, Román-Simón M, Pérez-García C, Bello-Rivero I. Síndrome de Gorlin-Goltz. Relato de um caso. Gac Méd Espirit [Internet]. Dez 2018 [citado 8 Nov. 2022]; 20(3):136-45. Disponível em: http://scielo.sld.cu/pdf/gme/v20n3/1608- 8921-gme-20-03-136.pdf.

54. Anasagasti-Angulo L, García-Vega Y, Collazo S, Jiménez-Barbán Y, Tijerino-Arrieta E, Ballester-Caballero Y, et al. HeberFERON, formulação à base de IFNs alfa2b e gama para o tratamento do cancro da pele não melanoma. AMJ [Internet]. 2017 [Citado 1 Nov. 2022]; 10(6):509-15. Disponível em: https://www.researchgate.net/profile/Yanelda_Garcia/publication/318191920 HeberFERON_formulation_based_on_IFNs_alpha2b_and_gamma_for_the_treatment _of_non- melanoma_skin_cancer/links/5a58ca64aca2727d60814ca3/HeberFERON-formulation-based-on-IFNs-alpha2b-and-gamma-for-the-treatment-of-non- melanoma-skin-cancer.pdf

55. Fernández-Martori M, Bello-Rivero I, Duncan-Roberts Y. Treatment of basal cell carcinoma with interferons alpha-2b and gamma in primary care. MEDICC Rev [Internet]. 2018 [Citado 6 Dez.2022];20(1):11-17. Disponível em: https://www.scielosp.org/pdf/medicc/2018.v20n1/11-17/en

56. Roque-Pérez L, González-Escudero M. HeberFERON: uma solução eficaz para o carcinoma basocelular. Rev. Electron. Zoilo [Internet]. 2019 [citado 2 dez. 2022]; 44(3):[aprox. 11 p.]. Disponível em: http://revzoilomarinello.sld.cu/index.php/zmv/article/download/1713/pdf_589

57. Drake-Sosa DV, Rojas-Barlys L. HeberFERON em pacientes com carcinoma basocelular tratados no município de Puerto Padre, Las Tunas. Rev. Electron. Zoilo [Internet]. 2018 [Citado 7 dez. 2022]; 43(6):[aprox. 5 p.].Disponível em: http://www.revzoilomarinello.sld.cu/index.php/zmv/article/download/1573/pdf _531

58. Dicionário da língua espanhola. 21ª ed. Madrid: Espasa Calpe; 1994. Algoritmo; p.99.

59. CECMED. Resumo das características do produto. HeberFERON®· Disponível em: https://www.cecmed.cu/sites/default/files/adjuntos/rcp/biologicos/rcp_heberf eron

ANEXOS

Anexo 1

CONSENTIMENTO INFORMADO

Dou o meu consentimento para participar na investigação que se realizará para caraterizar um grupo de pacientes com cancro de pele não melanoma e aqueles que desejem participar para conseguir um conhecimento da população sobre o mesmo, na policlínica Francisco Peña Peña de Nuevitas. Foi-me explicado que a minha participação é voluntária e que se não aceitar ou se me retirar do estudo quando considerar oportuno, o meu nome não será divulgado. Este estudo é realizado apenas para fins de investigação. Para constar e de livre vontade, assino o presente consentimento informado juntamente com o médico que me deu as explicações, neste dia do mês do ano

Assinatura do médico

Assinatura do doente

Anexo 2

Inquérito.

Boa tarde

Hoje vamos realizar um inquérito anónimo para testar os seus conhecimentos sobre o cancro da pele. Esta investigação é voluntária para aqueles que desejam participar e chegar à conclusão de aplicar uma intervenção educativa e algoritmos para aumentar os conhecimentos sobre o cancro da pele4 e o seu tratamento.

Eda Sexo

1. O que entende por cancro da pele?
2. Que factores de risco tem conhecimento que causam o cancro da pele?
3. De que medidas de proteção tem conhecimento?
4. Como implementaria essa proteção?
5. Se sofre da doença, tem conhecimento do tratamento médico. Se NÃO Quais?
6. Recebeu informações sobre a doença nos centros de saúde Sim Não

Anexo 3

Algoritmo para a aplicação de uma intervenção educativa à população em relação ao carcinoma basocelular.

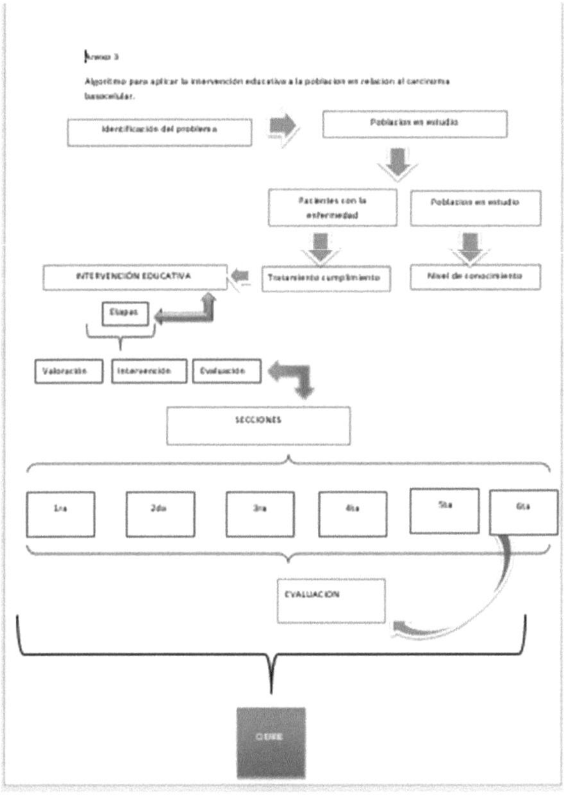

Anexo 4

Questionário de consulta de peritos

Todas as consultas que se seguem referem-se a estudos para melhorar o processo de assistência médica a doentes com carcinoma basocelular, caracterizando estes doentes que pertencem às áreas de estudo determinaram que existem dificuldades não só na gestão, controlo e tratamento mas também na população de estudo da doença. Exprima a sua opinião sobre os seguintes aspectos, assinalando com um X o que seleciona para a sua opinião.

1-Existe uma necessidade social de melhorar os cuidados médicos prestados aos doentes com carcinoma basocelular devido ao aumento notável do número de pessoas que chegam à clínica numa fase avançada da doença, com alterações funcionais e estéticas significativas, levando a vários graus de incapacidade e, em alguns casos, à morte.

Adequado Inadequado

2. O nível de divulgação de informações sobre os factores de risco, a etiologia, as manifestações clínicas e as complicações do cancro da pele ou do carcinoma basocelular nos meios de comunicação social, nos painéis dos hospitais, nas policlínicas e nos consultórios dos médicos de família é insuficiente e deve ser aumentado.

Adequado Inadequado

3- Se a população conhecer os factores de risco, os factores etiológicos e os sinais incipientes do carcinoma basocelular ou do cancro da pele, poderá adotar medidas que contribuam para a sua prevenção e diagnóstico precoce.

Adequado Inadequado

4-Nas pessoas em risco, é essencial a deteção precoce e o tratamento das lesões com HeberFERON.

Adequado Inadequado

5-O exame do doente deve incluir um exame completo da pele e deve ser ensinado o auto-exame da pele.

Adequado Inadequado

6. Considera que o diagnóstico precoce da doença evita complicações nestes

doentes?

Adequado Inadequado

7. A determinação do nível de risco tumoral (baixo risco e alto risco, complicado ou não) permite decidir o nível de cuidados médicos em que os doentes serão tratados com HeberFERON.

Adequado Inadequado

8. O acompanhamento clínico regular dos doentes após o tratamento é essencial.

Adequado Inadequado

9. A novidade centra-se na criação de um algoritmo para o tratamento integral de doentes com carcinoma basocelular através da aplicação do HeberFERON e da sua eficácia no tratamento, com base nas insuficiências encontradas no tratamento médico e nas diferentes definições do mesmo.

Adequado Inadequado

Anexo 5

Algoritmo para o tratamento completo de doentes com carcinoma basocelular.

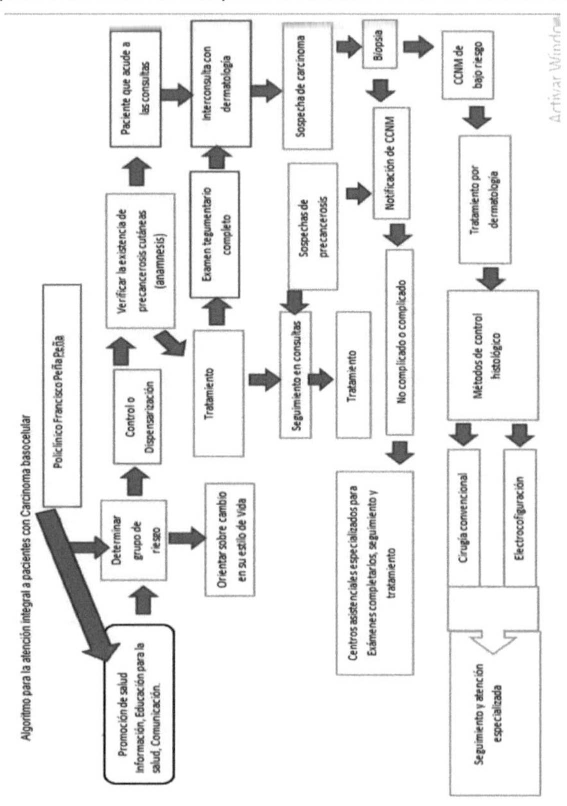

Anexo 6

Algoritmo para o tratamento do carcinoma basocelular com HeberFERON®.

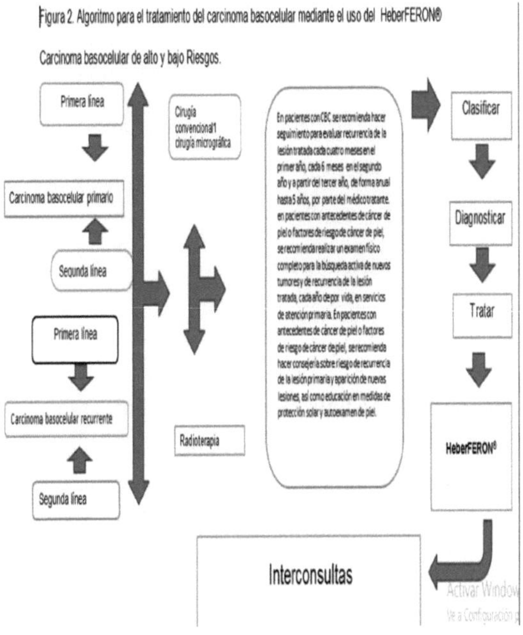

AUTORES

Roger Rios Escobar Leydis Suárez Ramos Milaris Cabreja Heredia

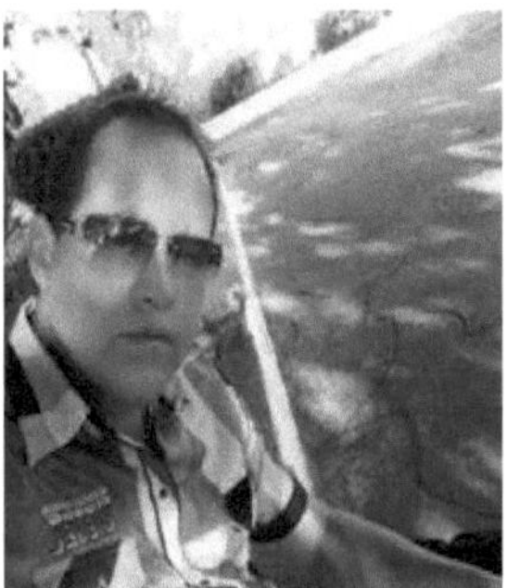

Roger Rios Escobar, especialista em cuidados intensivos pediátricos, professor assistente, investigador com experiência em ensino e investigação. Publicou em revistas internacionais e participou em eventos de saúde, estando atualmente a colaborar com a prestigiada editora académica espanhola.

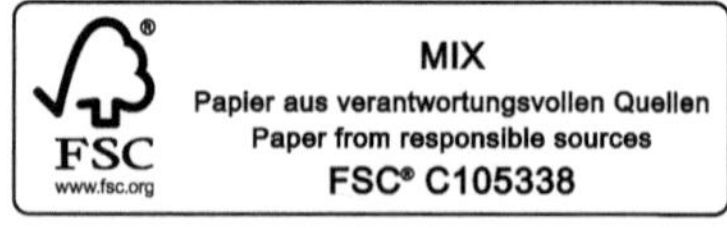

Printed by Books on Demand GmbH, Norderstedt / Germany